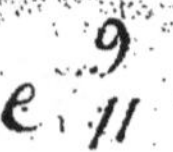

DESCRIPTION

DES

PROCÉDÉS AUTOPLASTIQUES

EMPLOYÉS PAR M. LE PROFESSEUR NÉLATON

POUR

LA RESTAURATION DE L'ÉPISPADIAS.

APPLICATION DE CES PROCÉDÉS

A UN CAS D'EXSTROPHIE DE LA VESSIE,

PAR

M. ADOLPHE RICHARD,

Chirurgien du Bureau central des hôpitaux, Agrégé de la Faculté.

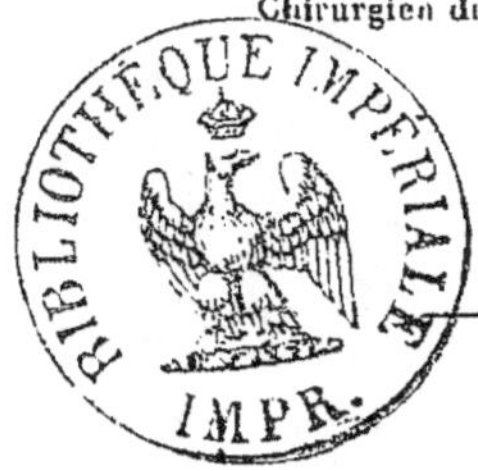

PARIS,

IMPRIMERIE DE L. MARTINET,

RUE MIGNON, 2.

1854.

DESCRIPTION

DES

PROCÉDÉS AUTOPLASTIQUES

EMPLOYÉS PAR M. LE PROFESSEUR NÉLATON

POUR

LA RESTAURATION DE L'ÉPISPADIAS.

APPLICATION DE CES PROCÉDÉS
A UN CAS D'EXSTROPHIE DE LA VESSIE.

Parmi les vices de conformation, l'épispadias est un des plus désolants pour les malheureux qui l'apportent à leur naissance. La difformité des organes génitaux, l'impossibilité du rapprochement des sexes, et surtout l'écoulement continuel des urines, font des épispadiaques de véritables parias. Il n'est qu'une position plus affreuse, c'est celle de ceux qui, par un arrêt de développement porté plus loin encore, sont atteints d'exstrophie de la vessie. A une plus grande difformité ils joignent l'impossibilité absolue de porter un appareil propre à recevoir l'urine, l'exposition incessante au dehors de la muqueuse vésicale, source de douleurs et d'accidents qui se renouvellent sans cesse (1). Et pourtant à ces deux infirmités la chirurgie ne répond que par un mot : incurabilité absolue.

Par des procédés autoplastiques aussi ingénieux dans leur combinaison que certains dans leur résultat, M. le professeur Nélaton a le mérite d'avoir entièrement changé cette partie de la thérapeutique chirurgicale. Deux opérations pratiquées dans la même année lui ont donné deux succès : c'est leur histoire que je veux présenter ici, en m'aidant de quelques notes que m'a confiées mon bien-aimé maître.

(1) L'épispadias est mal défini par les auteurs. Sans doute dans l'épispadias l'urètre n'est pas fermé à sa partie supérieure, mais cette imperfection n'est que le résultat du vice congénital principal, c'est-à-dire de l'arrêt de développement qui a empêché les corps caverneux de se réunir. L'épispadias est la fissure des corps caverneux, comme l'hypospadias est la fissure des nymphes masculines ou corps spongieux de l'urètre. J'ai vu deux fois l'épispadias chez la femme : une fois à la clinique, M. Gosselin faisant le service, chez une paysanne atteinte en outre d'exstrophie de vessie ; une deuxième fois, et tout récemment, à Lourcine, cette fois encore dans le service de notre même collègue, remplacé par M. Broca. D'après la nature de l'épispadias, il ne peut être que complet ; car dans l'évolution fœtale, l'arcade ischio-pubienne et le corps caverneux correspondant forment un même système. De plus, qui dit épispadias dit aussi absence de symphyse pubienne, et c'est ainsi que chacun comprend qu'avec un degré de plus on passe de l'épispadias à l'exstrophie de vessie.

I. Le premier malade, M. B...; Suédois, âgé de vingt ans, arriva à l'hôpital des Cliniques dans les premiers jours de 1852. Chez lui, l'écoulement des urines était rendu plus pénible encore que chez la plupart des sujets atteints du même vice de conformation, par une polyurie portée à tel point qu'il rendait par jour 12 à 15 litres d'urine, quantité en rapport avec celle des boissons ingérées.

Aussi ce n'était pas la première fois que M. B... venait réclamer de l'art médical quelque soulagement. Une première fois il s'était adressé à un chirurgien anglais établi à Stockholm : l'opération qui lui fut alors pratiquée consista, autant que nous en pouvons juger d'après les explications du malade, en un avivement des bords du pénis, suivi d'une suture correspondant à la face dorsale de la verge, de manière à produire une sorte de raphé médian. — Cette tentative échoua. — Le chirurgien recommença alors l'avivement et la suture, mais en facilitant le rapprochement des parties par une dissection plus étendue et peut-être par des incisions (méthode de Celse). Nouvel insuccès, et bientôt le malade partit pour Paris, comptant y être plus heureux.

Adressé à M. Nélaton, il entra dans la petite salle de la clinique.

La figure 1 montre la forme du pénis, l'écartement des deux corps caverneux étalés en une large surface, la gouttière urétrale

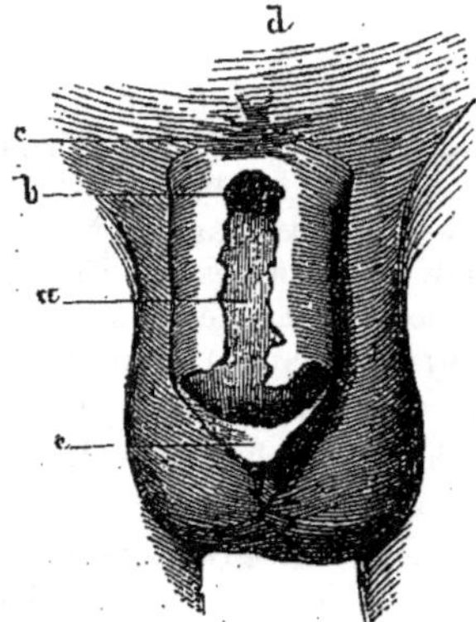

Fig. 1. — *a*. Gouttière urétrale. — *b*. Infundibulum au niveau du bord inférieur du ligament interpubien et au fond duquel est le col vésical. — *c*. Cicatrice due aux opérations d'avivement pratiquées par le chirurgien de Stockholm. — *d*. Peau normale de la région pubienne aux dépens de laquelle sera taillé le lambeau abdominal. — *e*. Prépuce.

tapissée d'une muqueuse rouge très sensible au toucher, se terminant en arrière en un infundibulum arrondi au niveau du bord inférieur du ligament interpubien. Chez cet homme, en effet, les pubis s'écartaient l'un de l'autre d'environ 5 centimètres. Au fond de l'infundibulum, mais assez profondément, s'ouvrait l'orifice urétro-vésical.

Pour retenir les urines, dont l'abondance est extrême, le jeune homme est garni, pendant le jour, d'un appareil spécial : c'est une

large plaque rembourrée et recouverte de cuir qui embrasse la face
inférieure du pénis, celui-ci étant préalablement relevé au-devant
de l'abdomen, ce qui contribue à augmenter l'aplatissement de l'or-
gane. Pendant la nuit, il ne pourrait porter d'appareil immédiat.
Il est obligé de reposer et de baigner le siége dans un véritable uri-
nal ; celui-ci, en forme d'entonnoir, dégénère, à son milieu, en un
tube qui traverse le lit, dont les matelas doivent être percés, et
conduit l'urine dans un vase situé à terre.

Malgré les plus grandes précautions de propreté, cette macéra-
tion continuelle du bassin dans l'urine a amené ses effets ordinaires :
la peau des bourses, des aines, des fesses, est rouge, douloureuse,
exulcérée par places ; le lit, les vêtements exhalent une odeur in-
fecte. C'est le tableau souvent tracé, mais plus chargé ici et plus
triste, de toutes les misères souffertes par les femmes atteintes de
fistule vésico-vaginale.

On ne pouvait sans doute se flatter qu'une opération pût replacer
ce jeune homme dans des conditions absolument normales ; mais
c'eût été déjà beaucoup que de diminuer ses souffrances, et de le
mettre en état de porter un appareil peu gênant, d'une application
facile, d'un effet certain. Ce fut là ce qui encouragea M. Nélaton à
céder aux vœux du malade, et grâce au ciel le résultat dépassa
beaucoup ce qu'il était permis d'espérer.

Le but du chirurgien était donc de créer un tube urétral à l'extrémité duquel pût s'adapter sûrement et commodément un appareil, ou même qui fût assez étroit pour retenir jusqu'à un certain
point l'urine, et, en tout cas, de rendre à la verge sa forme cylin-
drique. Pour exécuter ce plan, l'opérateur s'était bien promis
d'avoir soin d'affronter des surfaces et non des lignes, d'éviter toute
traction, toute tension des points de suture. En dehors de ces conditions, il n'est guère, en effet, d'autoplastie sur le succès de laquelle on ait le droit de compter.

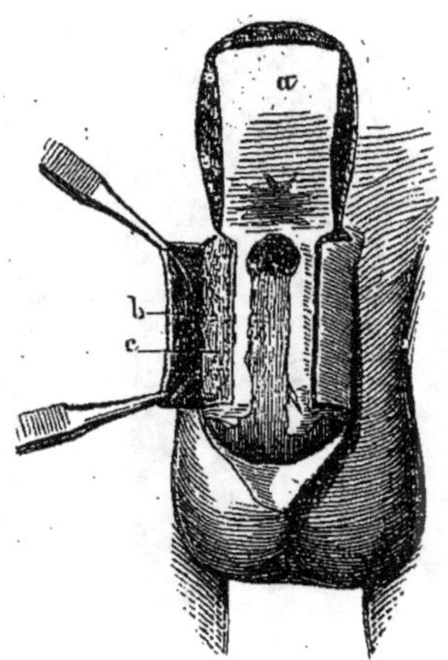

Fig. 2. — a. Lambeau abdominal dont la
dissection est commencée, mais qui est encore
en place. — b. Lambeau latéral du côté gauche
complétement détaché et laissant à nu : c, la
surface cruentée sur laquelle va reposer la
partie latérale droite du lambeau abdominal.

Voici comment tout cela fut exécuté ·

Un lambeau quadrilatère, de la largeur de la verge et un peu plus long qu'elle, fut taillé aux dépens de la peau de l'abdomen, immédiatement au-dessus de l'infundibulum urétral ; on le disséqua de manière à ne laisser que sa base ou bord inférieur, large pédicule qui correspondait au ligament interpubien. C'était un vaste tablier cutané que le chirurgien voulait rabattre au-devant de la gouttière urétrale pour la fermer.

Une fois disséqué et rabattu, comment en fixer les bords sur les côtés de la gouttière urétrale?

Pour y parvenir, dans un deuxième temps, M. Nélaton pratiqua sur la face supérieure de la verge, à l'union de la peau avec l'urètre étalé, une incision longitudinale s'arrêtant en bas tout près du gland; terminant les deux extrémités de cette incision longitudinale par deux autres transversales et très courtes, il détacha de chaque côté de l'urètre, aux dépens de la peau de la verge, deux lambeaux latéraux d'une largeur de 1 centimètre 1/2 : c'était une paire de valves destinées à se refermer sur le lambeau abdominal préalablement abaissé, et à le fixer en place, de larges surfaces cruentées répondant à d'autres surfaces larges et cruentées comme elles.

C'est là ce qui fut fait. Quand ce lambeau abdominal fut rabattu sur la verge, de façon que sa face cutanée répondît, au milieu à la gouttière urétrale, de chaque côté aux surfaces d'où l'on venait de détacher les lambeaux latéraux, la face sanglante de ce même lambeau, devenue antérieure, fut à son tour couverte par les deux lambeaux latéraux. La largeur de ceux-ci pourtant était insuffisante pour cacher par leur rapprochement tout le lambeau abdominal ; afin d'arriver à ce résultat et d'éviter tout tiraillement des sutures, le chirurgien pratiqua de chaque côté une incision longitudinale à la face inférieure de la verge, ce qui permit la locomotion des té-

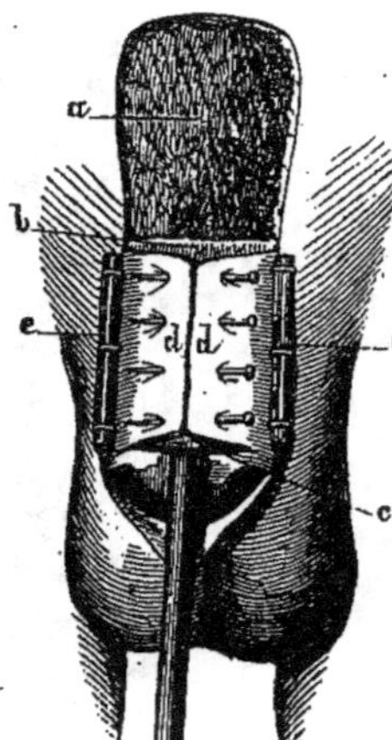

Fig. 3. — La précédente figure représentant l'opération pratiquée sur le jeune Suédois pendant son exécution, celle-ci montre l'opération terminée. — a. Plaie abdominale, d'où le lambeau abdominal vient d'être détaché et rabattu sur l'urètre. — b. Base ou large pédicule du lambeau abdominal rabattu. — c. Bord antérieur du lambeau abdominal qui formera la valve antérieure du méat urinaire futur. La face sanglante du lambeau abdominal ne se voit qu'en b, c, le reste est caché par les lambeaux latéraux qui y sont appliqués. — d, d' Lambeaux latéraux amenés au contact et couvrant le lambeau abdominal. On voit les épingles qui les retiennent. Les fils de la suture entortillée ne sont pas figurés. — e, e. Rouleaux de diachylon qui soutiennent les lambeaux latéraux.

guments, et amena les deux lambeaux latéraux à un accolement complet et facile. Cette coaptation fut maintenue sur la ligne médiane par trois épingles passées de la façon indiquée sur la figure 3, et de chaque côté par deux rouleaux longitudinaux de diachylon, de manière à joindre les effets des sutures entortillée et emplumée.

L'opération s'était faite aisément, et les suites en furent très simples. Les sutures furent enlevées au bout de trois jours. Un certain écartement s'observait entre les bords internes des lambeaux latéraux ; de plus une petite escarre ébarba un des angles. Mais des granulations s'élevaient sur les surfaces dénudées, et la cicatrisation marcha très régulièrement, amenant naturellement avec elle un léger retrait des parties transplantées.

Quand, au bout d'un mois, ce travail réparateur fut entièrement achevé, on eut finalement un tube urétral parfaitement clos, si ce n'est, en avant, au point qu'on pouvait appeler le nouveau méat urinaire. Mais ce tube était large à admettre le doigt, et l'on dut songer à le rétrécir.

C'est ce que fit M. Nélaton à l'aide de cautérisations répétées : un cautère rougi, de forme appropriée, introduit dans l'intérieur du canal urétral, touchait en plusieurs points la portion nouvelle, ou paroi supérieure, en respectant la muqueuse proprement dite. Au huitième ou dixième jour, lorsque les escarres se détachaient, et que la cicatrice tendait à se faire et à rétrécir le conduit, pour lui laisser en même temps une certaine laxité, une incision était faite sur les téguments de la verge. Telles sont les manœuvres qui, à quatre reprises différentes, chacune à deux mois d'intervalle, finirent par amener un notable rétrécissement de l'urètre nouveau, tout en augmentant sa souplesse et sa laxité.

Le chirurgien surveillait en même temps un autre point du traitement consécutif. Le lambeau abdominal, bien que fixé solidement par les deux couvercles latéraux qui s'y étaient soudés, conservait de la tendance à remonter vers l'abdomen, tiraillé dans ce sens par la cicatrice de la plaie abdominale, et c'est à quoi furent opposées des incisions transversales sur cette cicatrice.

Actuellement, voici quel est l'état des parties génitales chez ce jeune homme. La difformité est presque entièrement déguisée ; la verge est recouverte d'une peau souple dans tout son pourtour, à l'exception du gland, dont les deux lobes sont encore étalés. Le canal nouveau a 5 centimètres de longueur (1), et son calibre est tel qu'il permet l'introduction d'une sonde de trousse. Le jeune homme est encore atteint de polyurie ; cependant il garde son urine,

1° Lorsqu'il est au lit ;

2° Lorsqu'il est assis ;

3° Même quand il est debout, à la condition de ne faire nul effort.

____

(1) Depuis son extrémité antérieure jusqu'au ligament sous-pubien.

Lorsqu'il marche, il porte habituellement un appareil en caout-
chouc. Cet appareil s'applique parfaitement à la verge, reçoit toute
l'urine, et la conduit dans un réservoir qui descend dans une des
jambes du pantalon ; au niveau de la malléole interne, est un petit robinet par où, de temps en temps, on vide ce petit système que
le malade dissimule aisément. Quand il urine librement à l'air, il
offre alors un jet bien formé et projeté à distance.

A tout ce qu'a déjà gagné ce jeune homme, M. le professeur Nélaton pense qu'on pourrait peut-être ajouter encore quelque nouveau progrès, en cautérisant de nouveau pour rétrécir davantage le
canal.

C'est bien aussi le désir du malade ; mais il a la poitrine faible,
et il a voulu, avant cela, aller passer quelques mois en Italie.

Le succès obtenu à la suite de ces opérations est, sans doute, un
des plus brillants dont la chirurgie puisse s'enorgueillir. Que l'in-
tervention de la main sauve l'existence menacée, ou presque sûrement perdue, c'est ce dont nous sommes tous les jours témoins, et
ce bienfait n'est comparable à aucun autre ; nous sommes pourtant
plus frappés encore quand la combinaison hardie et prévoyante
d'un maître consommé parvient à faire cesser le supplice d'une
infirmité qui retranchait un être humain du milieu de ses sem-
blables.

Il importe de bien comprendre les intentions de l'opérateur dans
cette autoplastie, et d'apprécier les causes du succès dont elles ont
été couronnées.

Pourquoi ne s'est-on pas contenté d'un lambeau abdominal rabattu au devant de la gouttière de l'urètre, et ourlé par ses bords
sur deux lignes avivées du pénis ? Parce qu'on n'aurait eu presque
aucune chance de voir les bords de ce lambeau prendre adhérence
à la verge ; car rien ne l'aurait retenu et fixé, et il faut savoir, qu'en
cas pareil, les réunions ne s'effectuent jamais par première in-
tention.

En second lieu, à supposer que le lambeau abdominal eût re-
couvert partiellement le pénis, les suites de sa cicatrisation et du
retrait de sa face extérieure le réduisant sans cesse, l'auraient in-
sensiblement ramené vers son pédicule, et la base du pénis serait
venue adhérer à la cicatrice abdominale et la combler en partie.

C'est contre ces inconvénients qu'apparaît l'importance de la
doublure extérieure empruntée aux téguments des parties latérales
de la verge. Par là, le maintien du lambeau abdominal sur l'urètre
est assuré ; de larges surfaces saignantes reposent sur des surfaces
larges et saignantes, et si les lambeaux latéraux peuvent s'écarter
l'un de l'autre, ils ne le peuvent faire au point d'abandonner le lambeau abdominal. Voyez aussi cette paroi urétrale nouvelle pourvue
de téguments à sa face profonde, de téguments à sa face superfi-
cielle ; quand ses deux couches vont être soudées, le retrait cica-

triciel sera bien moindre que celui d'une paroi unique qui aurait granulé à l'air libre, et dont toute une face serait du tissu de cicatrice. Enfin la couche tégumenteuse, due aux lambeaux latéraux, est une barrière qui s'oppose et s'opposera incessamment à ce que la cicatrice abdominale envahisse et absorbe le lambeau rabattu et n'applique le pénis à l'abdomen.

En résumé, sûreté du résultat immédiat, sûreté du résultat définitif, tels sont les avantages de ce mode d'autoplastie nouvelle qu'on pourrait nommer *autoplastie par doublure*.

Dans cette voie, néanmoins, un perfectionnement était possible, et le cas suivant va nous le montrer.

II. Au mois de décembre de la même année 1852, on amena à M. Nélaton un jeune garçon de la campagne, âgé de onze ans, très peu développé pour son âge sous tous les rapports ; il portait un épispadias. Les figures 4, 5, 6 représentent les organes génitaux. Sauf le moindre développement et la forme de la verge plus régulière, c'était, comme chez le jeune Suédois, dans l'écartement des deux corps caverneux, la gouttière urétrale terminée en avant à un gland bilobé, s'abouchant en arrière dans un entonnoir, dont le fond est l'orifice urétro-vésical. L'enfant était, par cette infirmité, réduit à un état plus triste encore que dans le cas précédent ; car, sans appareil ni pour le jour, ni pour la nuit, garni de linges incessamment souillés et cristallisés par l'urine, il exhalait une odeur insupportable, et une sorte de timidité sauvage venait témoigner de l'abandon dans lequel il avait dû vivre dès sa naissance.

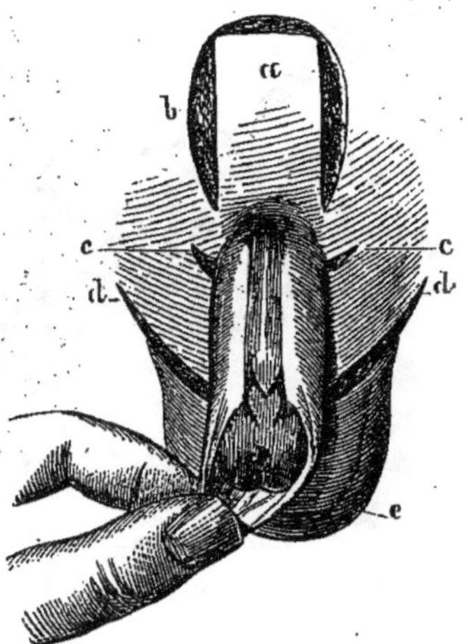

Fig. 4. — *a*. Lambeau abdominal disséqué, mais laissé en place. — *b*. Plaie abdominale.— *c, c'*. Incision supérieure du lambeau scrotal.— *d, d'*. Incision inférieure du même lambeau. Le milieu de ces deux incisions est naturellement caché par la verge. — *e*. Scrotum. Cette figure représente toutes les incisions faites, mais tout en place.

Le 15 décembre, on endormit l'enfant, et M. le professeur Nélaton l'opéra.

Même lambeau abdominal (ou prépubien) rabattu. — Pour le

fixer, le chirurgien fit, de chaque côté de la verge, une incision longitudinale, dont les deux lèvres furent écartées de quelques millimètres par une petite dissection. — A la lèvre supérieure, trois points de suture rattachèrent, de chaque côté, chaque bord correspondant du lambeau prépubien. Voilà le premier temps de l'opération accompli. Mais quelle couche va venir doubler la surface cruentée de ce lambeau, l'épaissir, le consolider, le retenir, empêcher son retrait et s'interposer entre sa cicatrisation et celle de la plaie prépubienne ?

Cette couche, ce sera une portion du scrotum. Une bande de la peau du scrotum fut circonscrite par les deux incisions *cc*, *dd* figurées (fig. 4) : une incision supérieure concave en haut et passant dans le sillon péno-scrotal jusqu'au niveau du plan dorsal de la verge ; une autre, inférieure, concentrique à la première, et naturellement plus grande ; le dessin donne exactement les dimensions. Le bistouri détacha facilement cette bande de peau qui, par ses deux extrémités, tenait au reste du scrotum. Quand ce lambeau scrotal fut bien libre, le chirurgien le porta au-dessus de la verge, ou, si l'on aime mieux, il fit passer la verge dans l'anneau que formait ce lambeau par son détachement du plan scrotal ; ou encore il insinua la verge dans la boutonnière que formait en avant la zone détachée

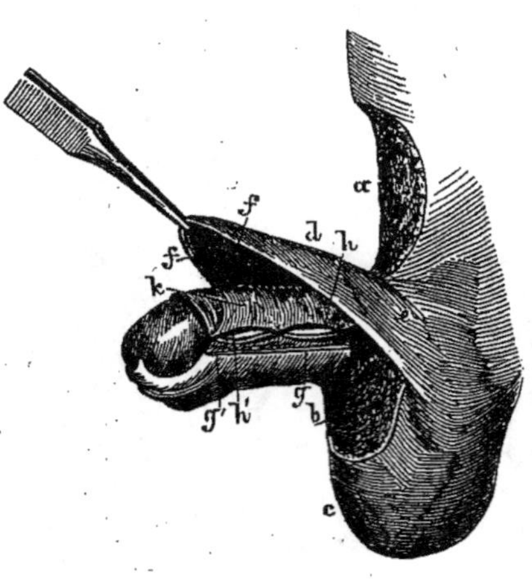

Fig. 5. — *a*. Plaie abdominale. — *b*. Plaie scrotale. — *c*. Scrotum. — *d*. Lambeau scrotal qui vient d'être porté au-dessus de la verge, déjà recouverte elle-même du lambeau abdominal — *e*. Pédicule gauche du lambeau scrotal. — *f f'*. Circonférence antérieure du lambeau scrotal qui va être suturée à *g g'*, lèvre inférieure de l'avivement longitudinal, pratiqué sur les côtés de la verge, et dont *hh'* est la lèvre supérieure. — *k*. Lambeau abdominal rabattu sur la gouttière urétrale, et dont le bord est, de chaque côté, uni à la lèvre supérieure de cet avivement longitudinal. — De ce lambeau on ne voit que la face sanglante, que va cacher tout à l'heure la face sanglante du lambeau scrotal.

du scrotum, en arrière la plaie d'où cette zone venait d'être détachée.

Ainsi la face cruentée du lambeau scrotal vint s'appliquer sur la face cruentée du lambeau abdominal, lequel déjà couvrait la gouttière de l'urètre.

Nous avons donc, comme dans la première observation, la nouvelle paroi urétrale formée de deux couches de téguments ; mais, ici, voyez quel avantage : pas de suture médiane, nul tiraillement à combattre. Le lambeau scrotal est assis sur la verge sans la pouvoir quitter, à moins qu'il ne meure, et un lambeau autoplastique ne saurait être plus sûrement nourri. Ainsi qu'on peut le suivre sur la figure 6, la grande circonférence du lambeau scrotal fut fixée

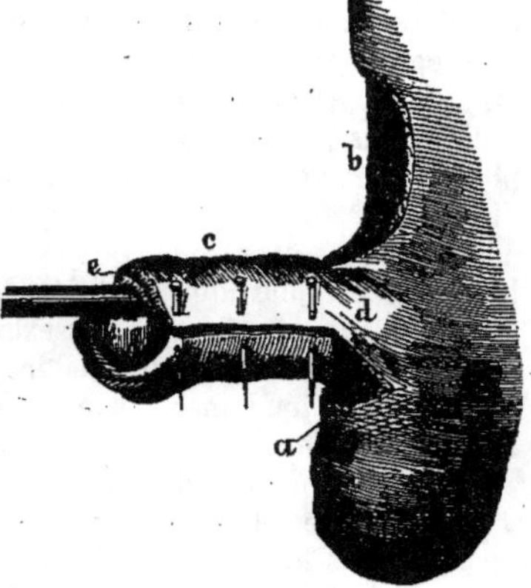

Fig. 6. — Opération achevée. — *a*. Plaie scrotale. — *b*. Plaie abdominale. — *c*. Face tégumenteuse du lambeau scrotal, dont *d* est le pédicule. — *e*. Valve supérieure du méat futur où l'on aperçoit les deux lames dont est formée la paroi urétrale nouvelle ; en bas le lambeau abdominal, en haut le lambeau scrotal.

de chaque côté par trois épingles à la lèvre inférieure du sillon cruenté longitudinal de la verge ; le milieu de cette grande circonférence restait libre et correspondait au méat urinaire futur.

Dans la première opération, nous avons vu poursuivre par le chirurgien l'application des principes suivants : adosser de larges surfaces, doubler les lambeaux pour empêcher la cicatrisation à l'air libre de leurs faces sanglantes ; interposer des téguments entre ce lambeau et la plaie d'où celui-ci est détaché.

Ici, dans cette zone scrotale, nous voyons paraître un nouvel élément d'autoplastie : larges ponts mobiles qu'on déplace, sans les forcer, les tirailler, les plier, les tordre, vastes sutures vivantes qui ne peuvent se rompre, et font de la greffe anaplastique une chose obligée et forcée, à moins d'un sphacèle, la plupart du temps impossible. C'est la dernière expression des procédés institués par M. le professeur Nélaton pour la restauration du bec-de-lièvre, de la luette et du voile palatin, et aussi des fistules urétro-péniennes, des anus contre nature.

Il faut ajouter, comme simple détail, mais détail important, la tendance de la plaie scrotale, par sa cicatrisation, à porter la verge en bas, et à lutter ainsi contre la rétraction de la cicatrice abdominale.

Les suites de cette opération furent aussi simples que celles de la première, malgré une rougeole qui survint. Une petite fistule se vit quelque temps à l'un des angles supérieurs du nouveau tube urétral : quelques cautérisations parvinrent à la fermer. D'autres cautérisations furent destinées à rétrécir le calibre intérieur du nouvel urètre.

L'enfant resta cinq mois à la clinique. Non seulement il conservait l'urine étant couché et assis, mais, dans les derniers temps, même en se promenant dans les salles, il ne salissait plus ses vêtements. Il partit sans appareil. Il serait bien curieux de le revoir maintenant, et s'il revenait à Paris, M. Nélaton voudrait compléter le résultat en recouvrant le gland, qui reste encore découvert, au moyen du long prépuce dont on augmenterait d'autant le canal artificiel.

III. Dans l'observation qui va terminer ce mémoire, il s'agit non plus d'un épispadias, mais d'une véritable exstrophie de vessie, et l'issue funeste de l'opération que je pratiquai a été pour moi un coup d'autant plus cruel, que le malade a succombé au moment où le succès autoplastique était désormais assuré. Je publie cette opération, dans l'espoir qu'on m'excusera d'avoir osé l'entreprendre ; l'étude de ce premier cas, malgré son déplorable résultat, guidera peut-être un jour un opérateur plus heureux ou mieux inspiré, à un succès définitif qui serait une vraie conquête pour la chirurgie.

Pierre Lecot, âgé de vingt-quatre ans, fils naturel, entra, le 1er septembre 1853, à l'hôpital Saint-Louis, salle Saint-Augustin, no 52, dans le service de M. le professeur Denonvilliers, que je remplaçais alors. Depuis un an, ce garçon avait quitté le petit village de la Meuse, où il était né, et où, sans famille, sans ressource d'aucune sorte, il gagnait péniblement son existence. Il parcourait,

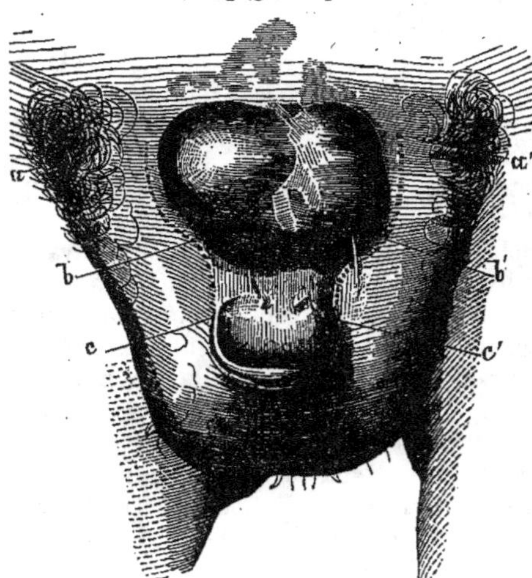

Fig. 7.—L'exstrophie de vessie du malade de St-Louis. Cette figure, dans son ensemble, n'a pas besoin d'explication. Elle est destinée à montrer le vice de conformation de la ligne suivie pour les incisions du lambeau scrotal.— a, b, c, a', b', c', montrent la première incision depuis le commencement en a, a' sur la partie la plus haute du bord latéral de la vessie, entre le scrotum et le pourtour cicatriciel, mais sur le scrotum. En c, c', on ne voit plus l'incision, parce qu'elle passe dans l'angle péno-scrotal caché par la verge.

depuis cette époque, la plupart des hôpitaux de Paris, pour y trouver la guérison de son infirmité.

Sa vessie, exstrophiée, surmontant le pénis épispadiaque, offrait 8 centimètres de largeur sur 5 de hauteur. A peu près de niveau avec la paroi abdominale, quand le jeune homme était au lit, elle faisait, après la marche, une saillie variable. La muqueuse vésicale, bridée çà et là par les îlots cicatriciels que représente le dessin (fig. 7), était d'une excessive sensibilité ; tantôt peu colorée, c'était quand le garçon était bien portant ; d'autres fois, au contraire, rouge, à sécrétion catarrho-purulente, très douloureuse même sans contact. Dans ce dernier cas, le malade était en proie à une fièvre intermittente violente, du caractère des fièvres urétrales les plus intenses.

C'était là un des plus graves inconvénients de son infirmité, et, depuis deux ans surtout, affaibli par la répétition de ces accès fébriles, il était devenu incapable de tout travail pénible ou soutenu. A la sensibilité douloureuse de la vessie exposée à l'air et aux violences, à ces fréquentes bouffées de fièvre intermittente grave, il faut naturellement ajouter tous les inconvénients ordinaires dus à l'écoulement incessant des urines. Aussi, pour tous ces motifs, le malheureux garçon avait, jusqu'à ces derniers temps, toujours porté des habits de femme, bien que chacun, dans son village, connût, ainsi que lui-même, son véritable sexe.

Pierre Lecot resta longtemps dans les salles, soumis à notre observation. A la visite, je discutais souvent devant lui la possibilité de guérir en partie ou de pallier son mal à l'aide d'une opération ; et, malgré sa pusillanimité naturelle, il me pressait chaque jour de tenter tout ce qui pouvait offrir quelque chance de lui rendre la vie moins insupportable. Enfin, l'ayant soumis, à deux reprises différentes, à l'examen de M. le professeur Nélaton, je déclarai au malade que j'étais décidé à l'opérer. Le plan général que j'avais arrêté, d'accord avec M. Nélaton, était d'employer, pour couvrir cette vaste surface vésico-urétrale, le procédé précédemment décrit pour l'épispadias avec lambeau scrotal.

Je me disais :

1° Si je réussis complétement, je convertirai en cavité vésicale la paroi exstrophiée, et l'aboucherai dans un canal urétral à large méat, auquel s'adaptera un appareil commode.

2° Si j'obtiens un résultat incomplet, il aura du moins pour effet de soustraire aux contacts extérieurs et de protéger efficacement la paroi vésicale ; de plus, j'aurai un point d'appui pour les autoplasties suivantes qui compléteront l'opération.

3° Je ne puis échouer complétement. Est-il une cause capable de faire disparaître en totalité mon large lambeau scrotal porté sur la surface urétro-vésicale ?

4° Je reconnais que l'opération a de la gravité, à cause de l'étendue des plaies, de la minceur de la paroi abdominale, de la longueur de la cicatrisation ; mais rien ne me paraît menacer directement la vie.

Le 25 octobre, en présence de M. le professeur Nélaton, je procédai à l'opération, le malade étant endormi. Un lambeau abdominal carré fut circonscrit et disséqué. Ses dimensions étaient telles, que, rabattu, son bord supérieur, devenu inférieur, arrivait à l'union de la vessie et de l'urètre. Quoi qu'il en soit, une fois disséqué, il fut laissé jusqu'à nouvel ordre sur l'abdomen ; car la partie importante de l'opération était le détachement de toute la moitié antérieure du scrotum. A cette fin, une incision supérieure partant de l'union

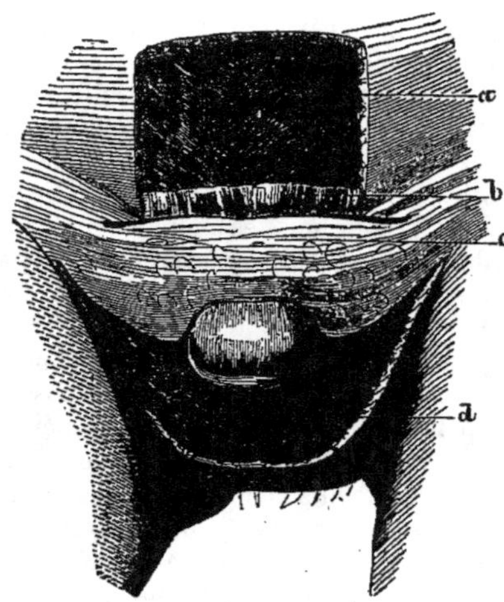

FIG. 8. — Opération terminée. — *a*. Plaie abdominale.— *b*. Face sanglante du lambeau abdominal rabattu. — *c*. Lambeau scrotal. — *d*. Plaie scrotale.

du scrotum droit avec la partie latérale de la surface vésicale fut continuée en bas, longeant le bord latéral de la vessie, puis l'union du corps caverneux droit avec le scrotum ; de là elle passa sous le pénis, entre le scrotum et la base de la lame préputiale, et finit en parcourant le même trajet du côté gauche , le bistouri n'intéressant dans tout cela que la peau des bourses et le tissu sous-cutané. En résumé, cette incision détacha la circonférence supérieure du scrotum, 1° du pourtour vésical ; 2° plus bas, du bord des corps caverneux ; 3° au milieu, de la base du pénis et du prépuce. Cette première incision, qui se fit vite et facilement , outre qu'elle commençait la limitation du lambeau scrotal, avivait du même coup tout le pourtour de la surface urétro-vésicale que le chirurgien se proposait de boucher ou plutôt de couvrir. Une deuxième incision intéressa tout le bord inférieur de la face antérieure des bourses (fig. 7 et 8). La bande scrotale, disséquée et détachée, avait ainsi 4 centim. 1/2 de largeur à ses pédicules, et de 5 à 7 1/2 dans les autres points de son étendue.

Les deux angles inférieurs du lambeau abdominal rabattu furent fixés, par un point de suture entrecoupée, à la jonction de la circonférence vésico-pénienne et de la plaie scrotale. Ces deux angles venaient, sans aucun tiraillement, à l'union de l'urètre et de la vessie, et toute la muqueuse vésicale se trouvait ainsi couverte par la peau du lambeau hypogastrique, dont la face cruentée regardait en avant. C'est sur cette face que fut appliqué le lambeau scrotal qui couvrait de plus, par le reste de son étendue, la gouttière de l'urètre.

Toute la portion médiane du bord inférieur du lambeau scrotal fut laissée libre, devant être la valve supérieure du méat futur ; le reste de ce bord fut, des deux côtés, suturé par des fils au bord pénien avivé, ou plutôt à la partie attenante de la plaie scrotale. Trois petites sutures fixèrent aussi le bord supérieur du lambeau scrotal sur la face saignante de l'abdominal.

Espérions-nous par là une réunion primitive ? Aucunement ; nous avions mieux que cela, c'est-à-dire les deux lambeaux appliqués par de vastes surfaces sanglantes, et le scrotal retenu par ses deux larges pédicules eux-mêmes sur le lieu où nous l'avions porté. Rien n'était capable de l'en faire bouger, et les granulations qui allaient naître partout ne pouvaient manquer de réunir premièrement les deux lambeaux juxtaposés, et secondement le bord inférieur du lambeau scrotal, à la partie supérieure de la plaie du scrotum, c'est-à-dire au pourtour avivé de la vaste surface qu'il s'agissait de combler.

Pendant les trois premiers jours qui suivirent cette opération, le malade fut en proie à une fièvre nerveuse violente, passant d'une agitation extrême à un profond abattement. Le 28, je me décidai à faire apporter une baignoire près de son lit, et le mis moi-même au bain. Quand je revins le soir, il était parfaitement bien : il avait dormi, il n'avait plus de fièvre, l'appétit était revenu, le découragement avait cessé. Le 29, même état satisfaisant, sommeil paisible durant une partie de la nuit, langue naturelle, peau fraîche. Très inquiet les premiers jours, je fus alors plein d'espérance. Déjà de belles granulations s'élevaient sur toutes les surfaces à nu ; l'urine coulait par le méat nouveau et par les deux angles supérieurs de la vessie artificielle. Je montrais aux élèves du service la certitude que nous avions de voir rester en place, quoi qu'il advînt, toute cette paroi vésicale transplantée. J'insistais sur les avantages de la cicatrisation de la plaie scrotale destinée à prévenir la trop grande élévation du pénis. Je dessinais l'opération complémentaire qui devait parfaire le résultat : les pédicules du lambeau scrotal et la peau de l'aine voisine comblant les deux fistules des angles supérieurs de la vessie ; le prépuce, d'autre part, employé à former la partie antérieure du nouveau canal ; enfin, les cautérisations pour rétrécir le tube urétral.

Mais j'abrége, puisque nous touchions au funeste dénoûment.

Le 30 octobre, au matin, très bon état.

Le 1er novembre, la nuit a été très mauvaise ; la langue est sèche, vomissements fréquents, prostration extrême ; quelques plaques d'érysipèle se voient autour de la plaie abdominale. (Cataplasmes, onctions mercurielles, calomel à l'intérieur). Dans la journée, l'érysipèle pâlit ; mais la péritonite ne devient que trop évidente.

Le 3 novembre, il mourut dans la journée.

A l'autopsie, nous trouvâmes tous les signes d'une péritonite. Les deux lambeaux scrotal et abdominal étaient, dans la plus grande partie de leur étendue, agglutinés, et l'on éprouva même quelque difficulté à les séparer.